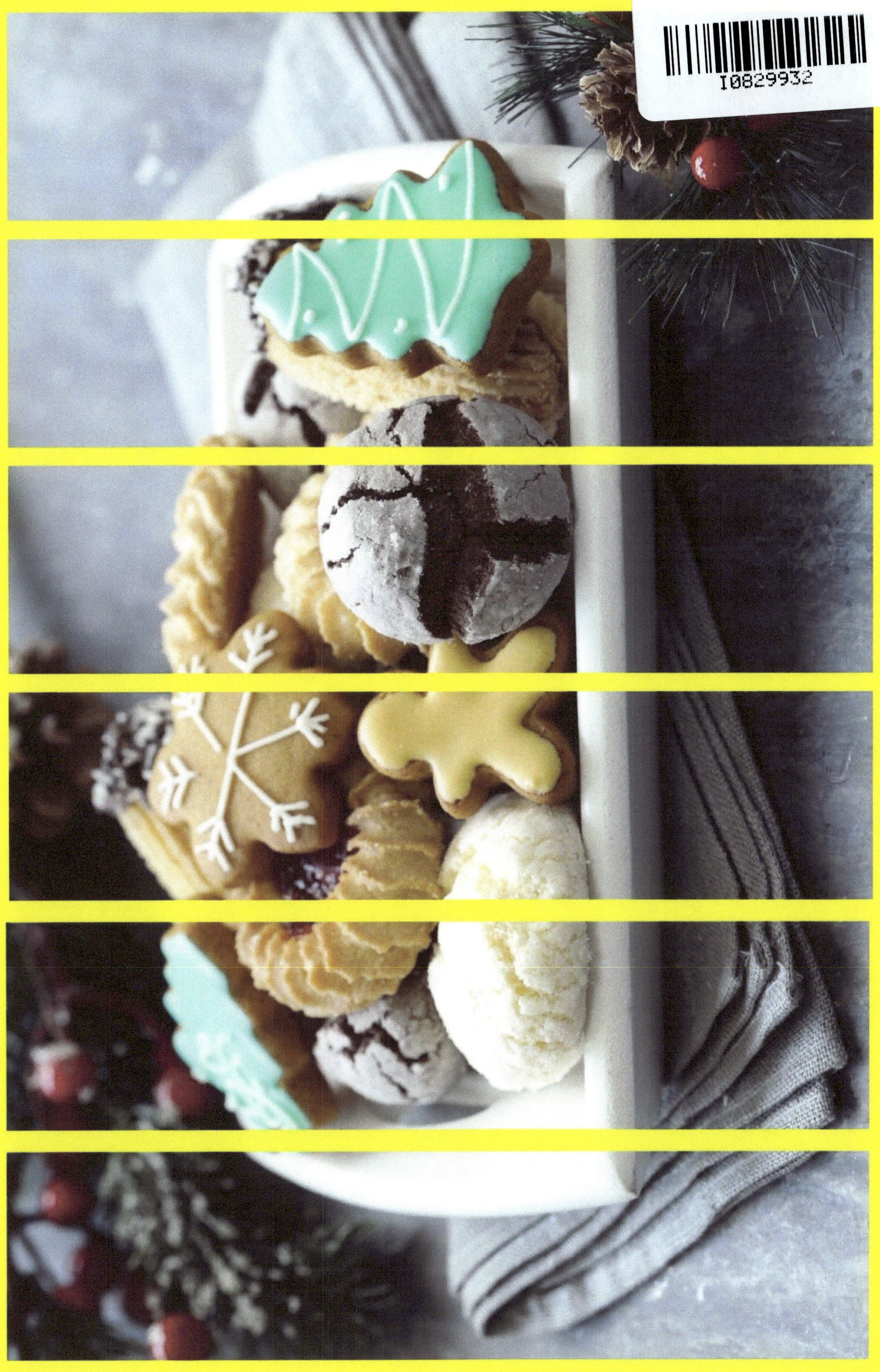

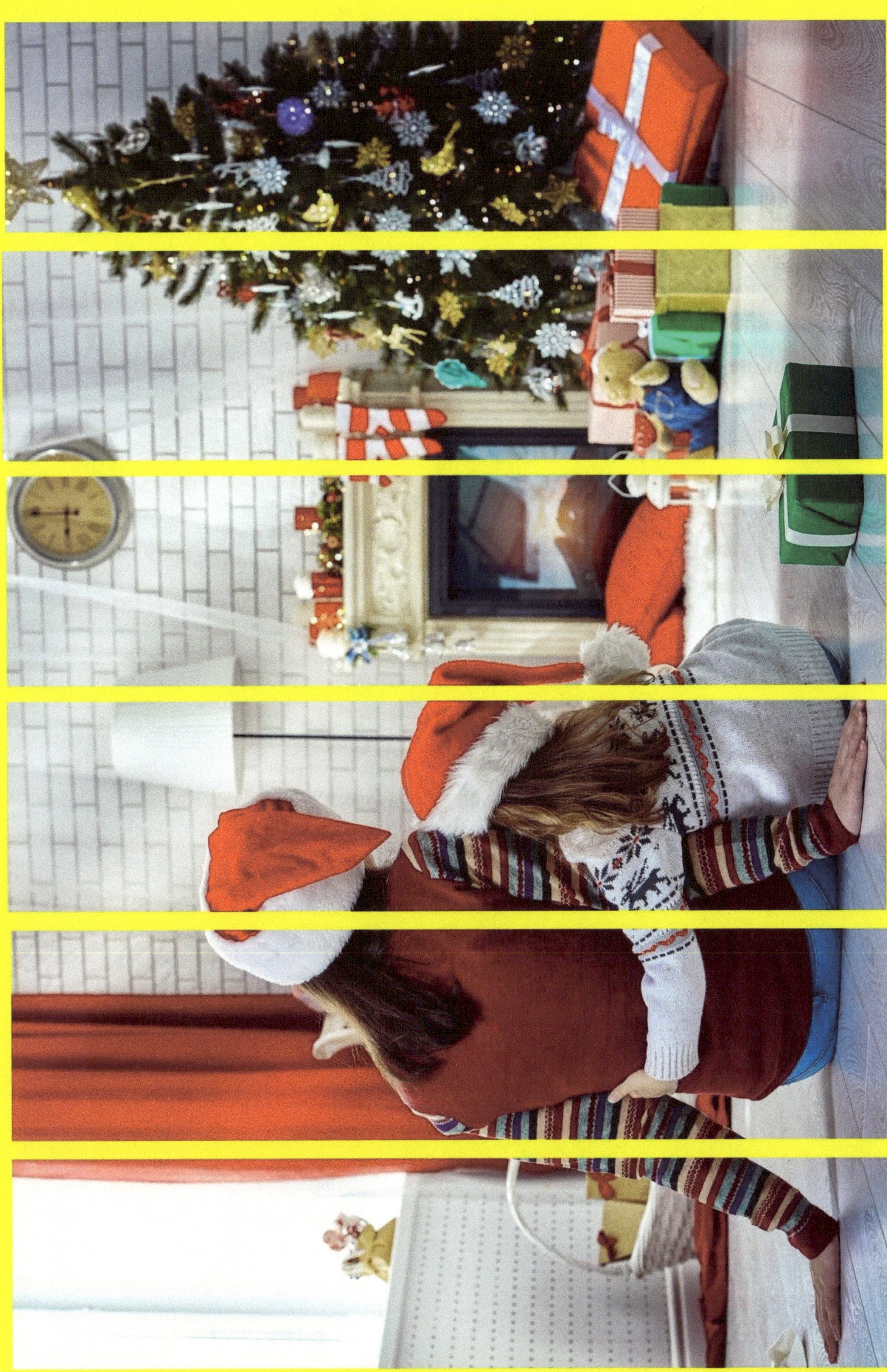

Streifenbilder 2

**Legespiel für Senioren
Vorlagen zur Seniorenbeschäftigung**

Thema: „Weihnachten"

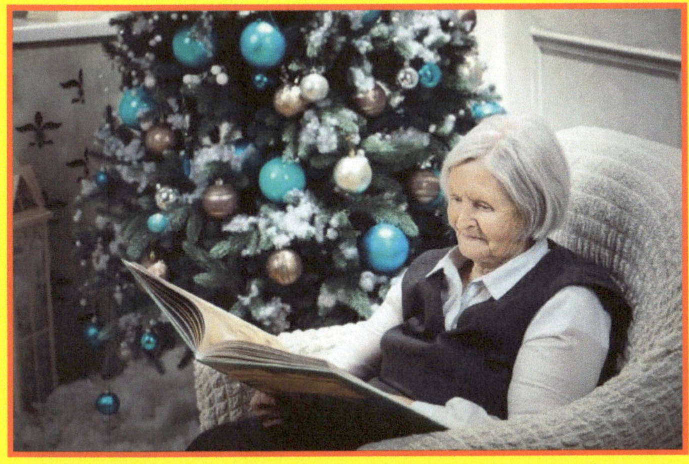

Copyright © 2018 by Denis Geier

Herstellung und Verlag: CreateSpace, USA
ISBN-13: 978-1729523544
ISBN-10: 1729523544

Quellenangabe:

Autor: Denis Geier, Buchcover Foto „Frau" © envato.com /
halfpoint, Buchcover „Streifenbilder" © envato.com / duskbabe, Foto Seite 1: © envato.com /photobac, Foto Seite 3: ©
envato.com / Dream79, Foto Seite 5: © envato.com / choreograph, Foto Seite 7: „Kekse" © envato.com / Dream79 &
„Frau mit Kind" © envato.com / choreograph, Foto Seite 9: ©
envato.com / duskbabe, Foto Seite 11: © envato.com
/ivankmit, Foto Seite 13: „Kerzen" © envato.com / duskbabe
& „Hund" © envato.com /ivankmit, Foto Seite 15: © enva-
to.com / haveseen, Foto Seite 17: © envato.com / yarruta,
Foto Seite 19: „Geschenke" © envato.com / haveseen &
„Weihnachtsmann & Kind" © envato.com / yarruta, Foto
Seite 21: © envato.com /Fisher-Photostudio, Foto Seite 23: ©
envato.com /haveseen, Foto Seite 25: „Weihnachtsfiguren" ©
envato.com /Fisher-Photostudio & „Lebkuchenfiguren" ©
envato.com /haveseen.

Liebe Kolleginnen und Kollegen,

bevor Sie diese einfachen Streifenbilder Ihren Bewohnern anbieten, müssen Sie die Vorlagen (Streifenbilderteile) fein säuberlich aus dem Heft herausschneiden und mit einem Laminiergerät jedes Teil einzeln verschweißen.

Beispiel aus Heft „Streifenbilder 1":

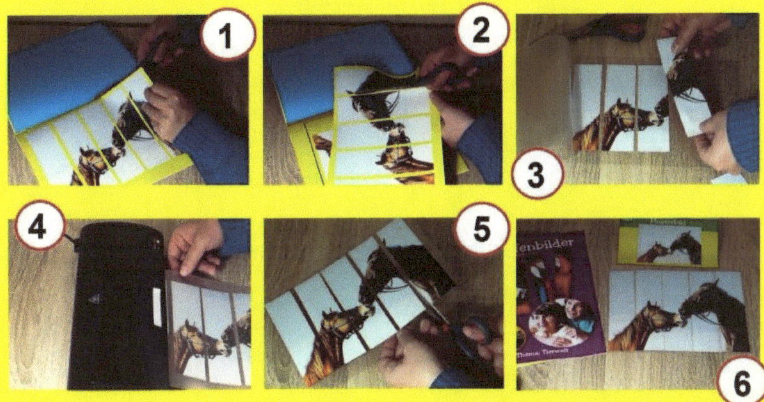

Achten Sie bei der Auswahl des richtigen Streifenbildes bitte immer darauf, ob Ihre Bewohner die noch notwendigen kognitiven Fähigkeiten besitzen, das von Ihnen ausgewählte Streifenbild auch zu vollenden. Wenn ja, legen Sie bitte Ihrem Bewohner oder Ihrer Bewohnerin die Streifenbilderteile gut erreichbar auf den Tisch – und ebenso die Streifenbildervorlage, also das Muster- bild.

Achtung:

Achten Sie beim Verteilen unbedingt darauf, dass jeder Bewohner auch nur Streifenbilder- teile erhält, die zu seinem Musterbild gehören. Die Rückseite der Streifenbilderteile ist farblich identisch mit der Rückseite des Musterbildes.

Musterbild gelbe Rückseite = gelbe Rückseite bei den richtigen Streifenbilderteilen.

Nun kann der Lege-Spaß beginnen.

Sehr geehrte Leserinnen und Leser,

stetig sind wir bemüht, Ihnen interessante und spannende Buchprojekte zu präsentieren. Dabei versuchen wir auch, Ihnen als freie Selfpublisher möglichst professionelle und unterhaltsame Texte anzubieten. Alle diese Texte werden mit großer Liebe und Hingabe erstellt und anschließend von einem professionellen Korrektor geprüft. Dennoch kann es vorkommen, dass sich der ein oder andere kleine Fehler trotz aller Sorgfalt eingeschlichen hat. Sollte dies der Fall sein, bitten wir, dies zu entschuldigen. Über eine kurze Info- bzw. Fehler-E-Mail würden wir uns freuen, sodass wir diesen Fehler zeitnah entfernen können.

Wir wünschen Ihnen weiter viel Vergnügen mit unseren Büchern und verbleiben mit freundlichen Grüßen

Denis Geier

Projektleiter

mail@aktivierungscoach.de

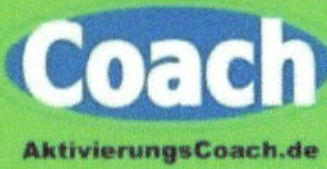

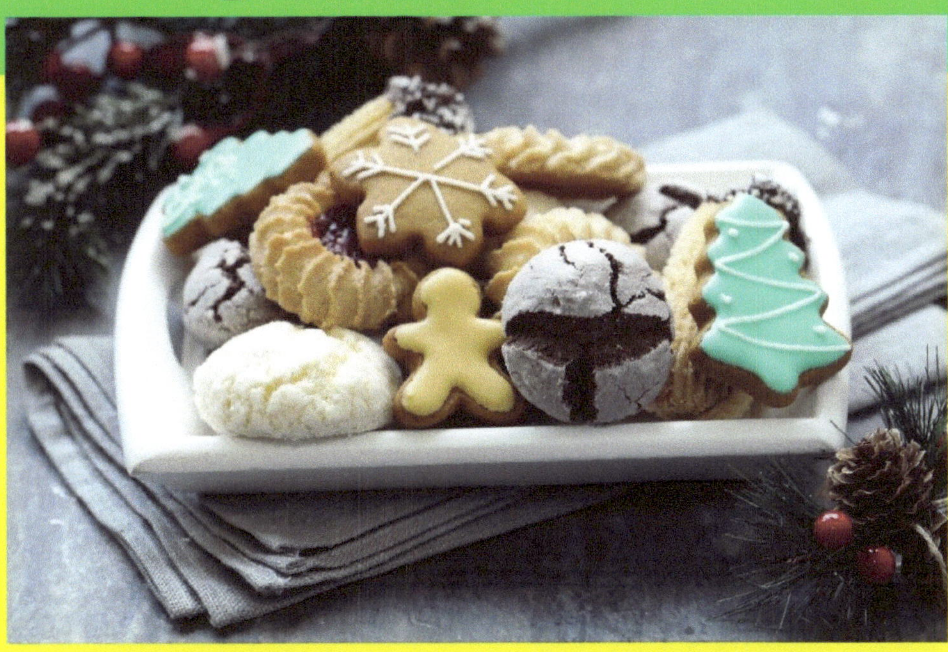

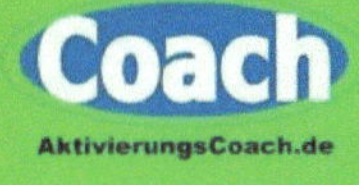

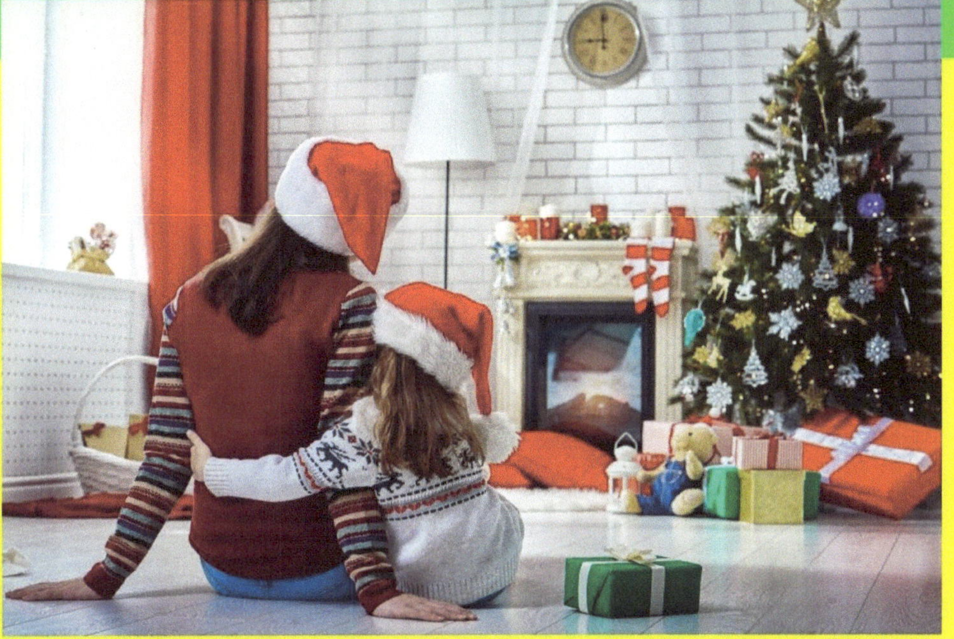

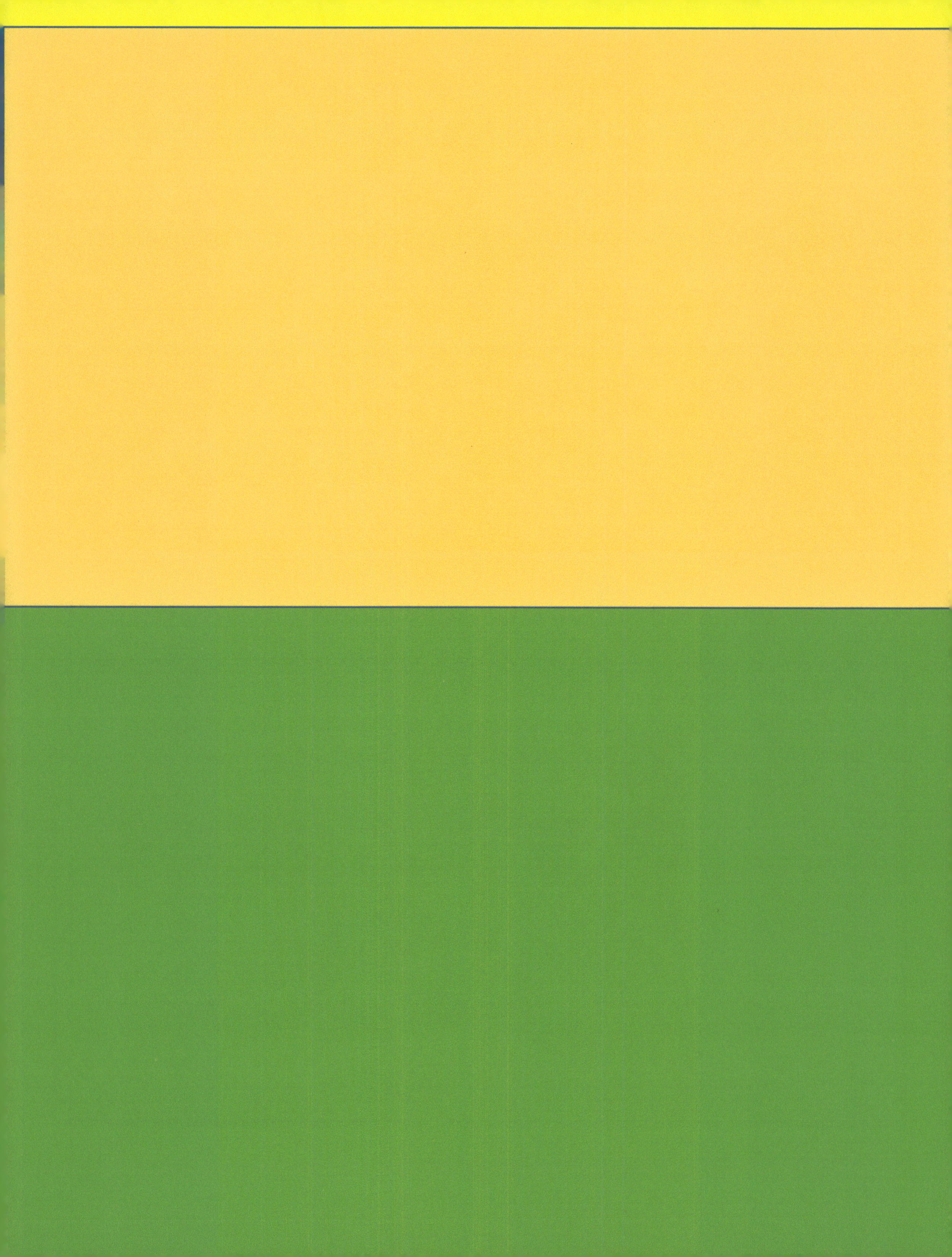

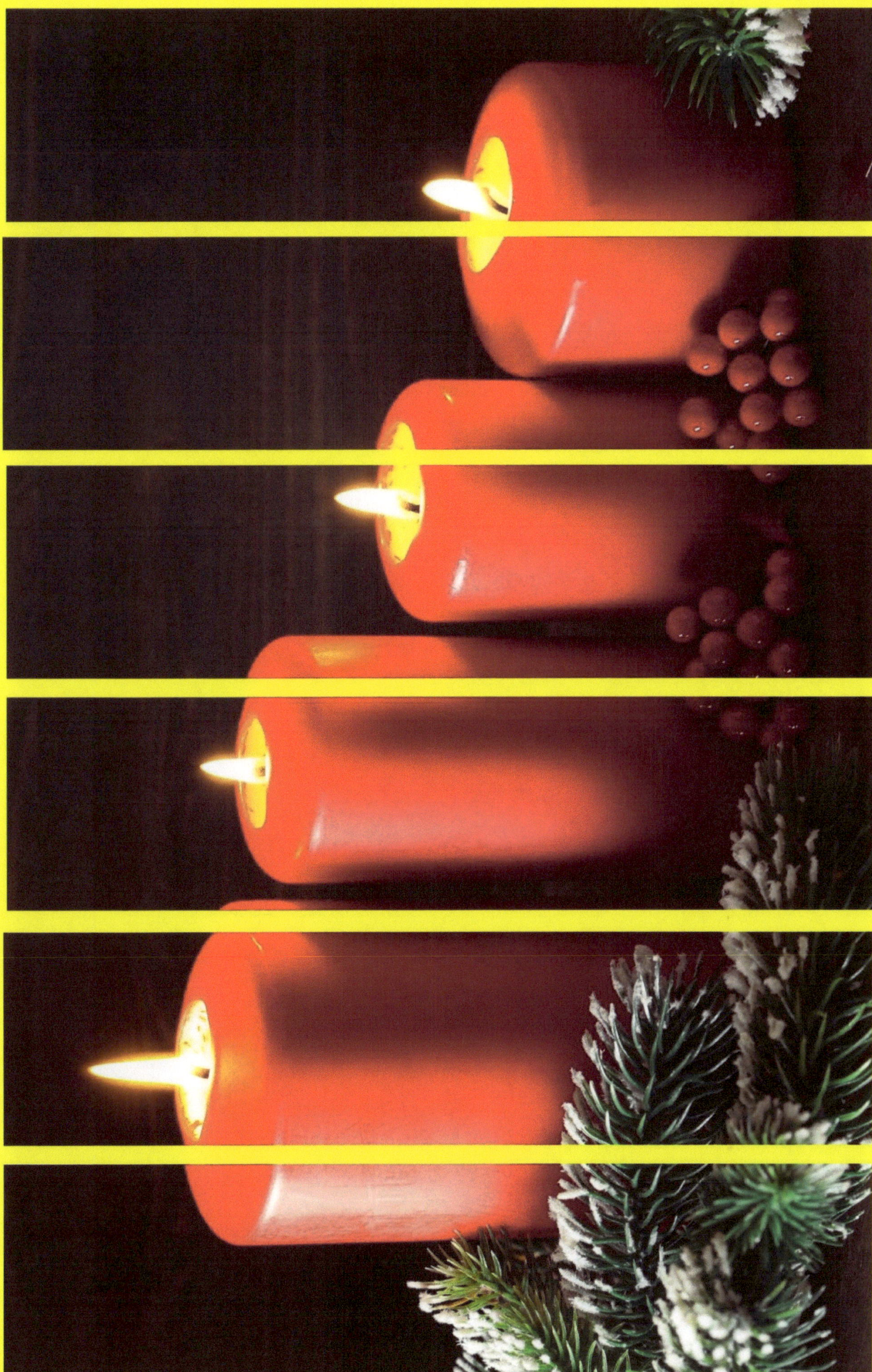

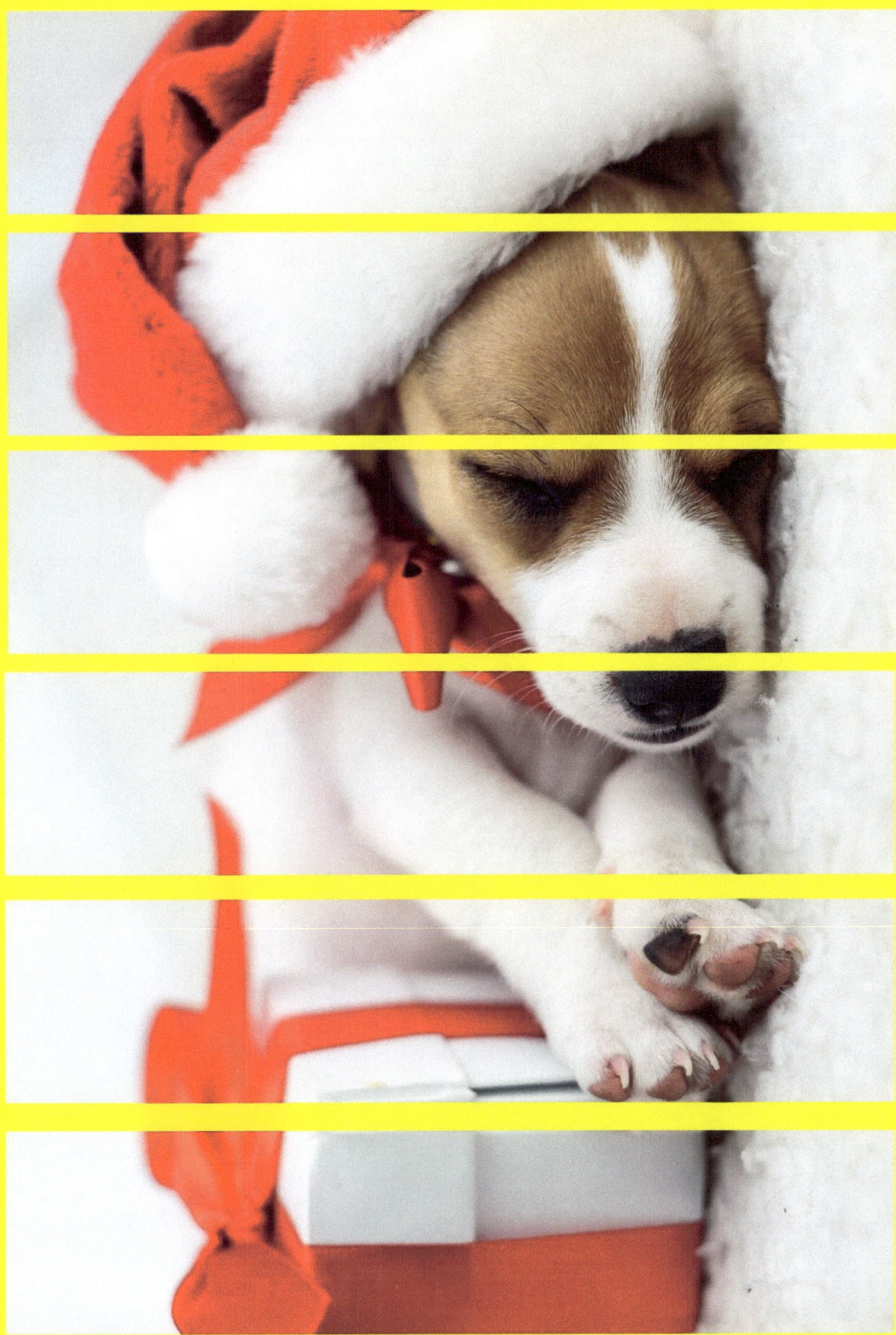

Coach
AktivierungsCoach.de
Musterbild

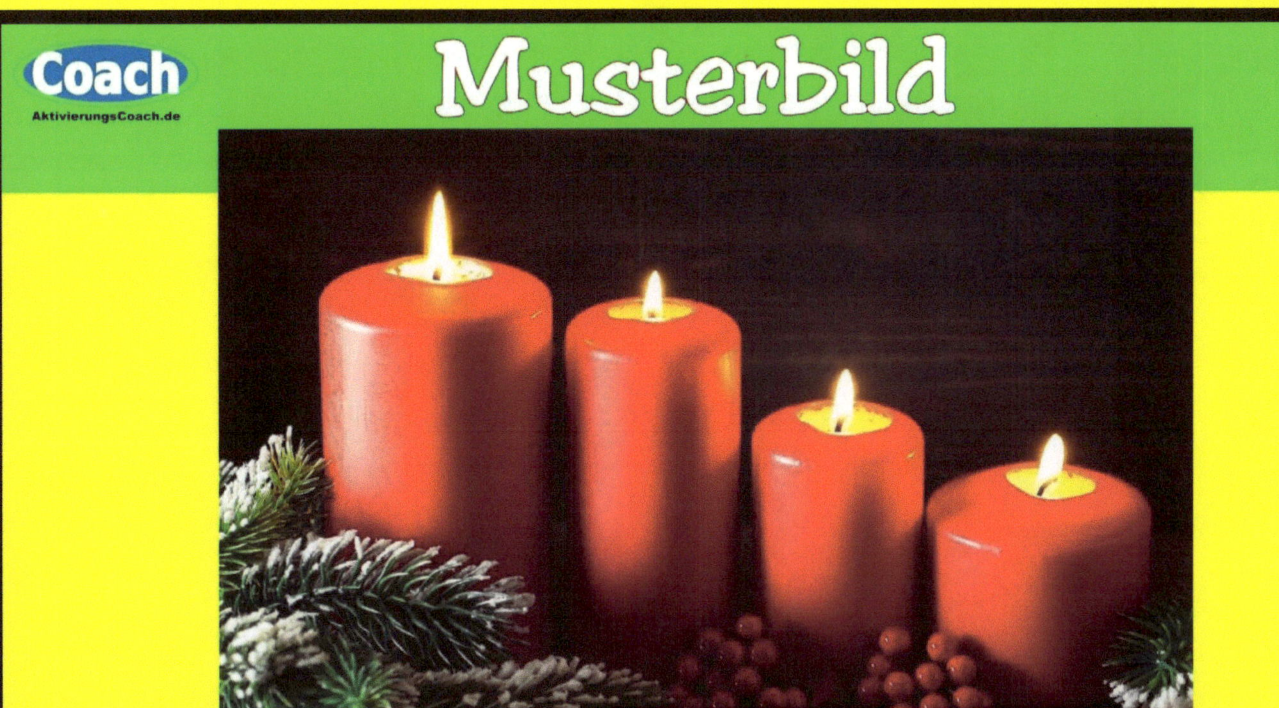

Coach
AktivierungsCoach.de
Musterbild

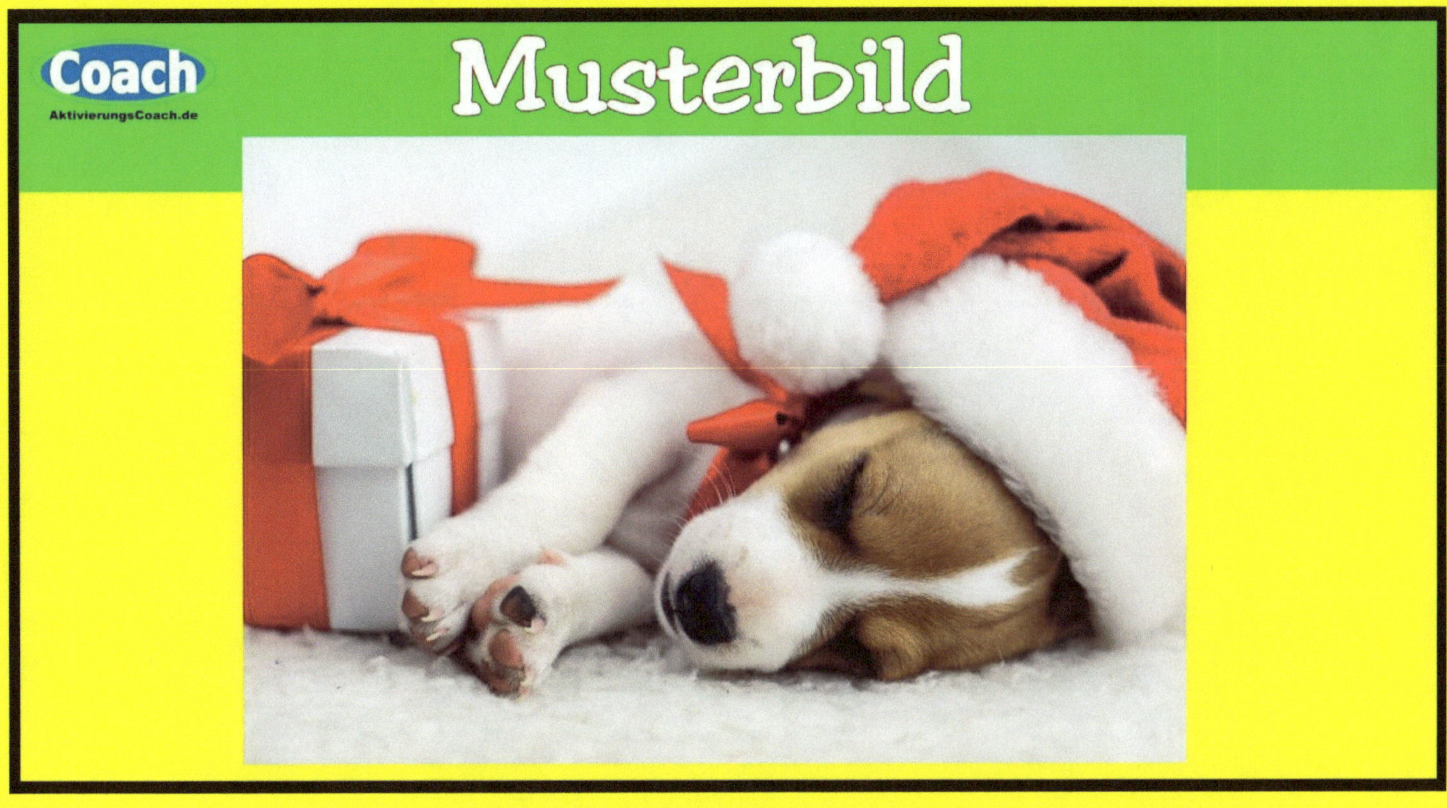

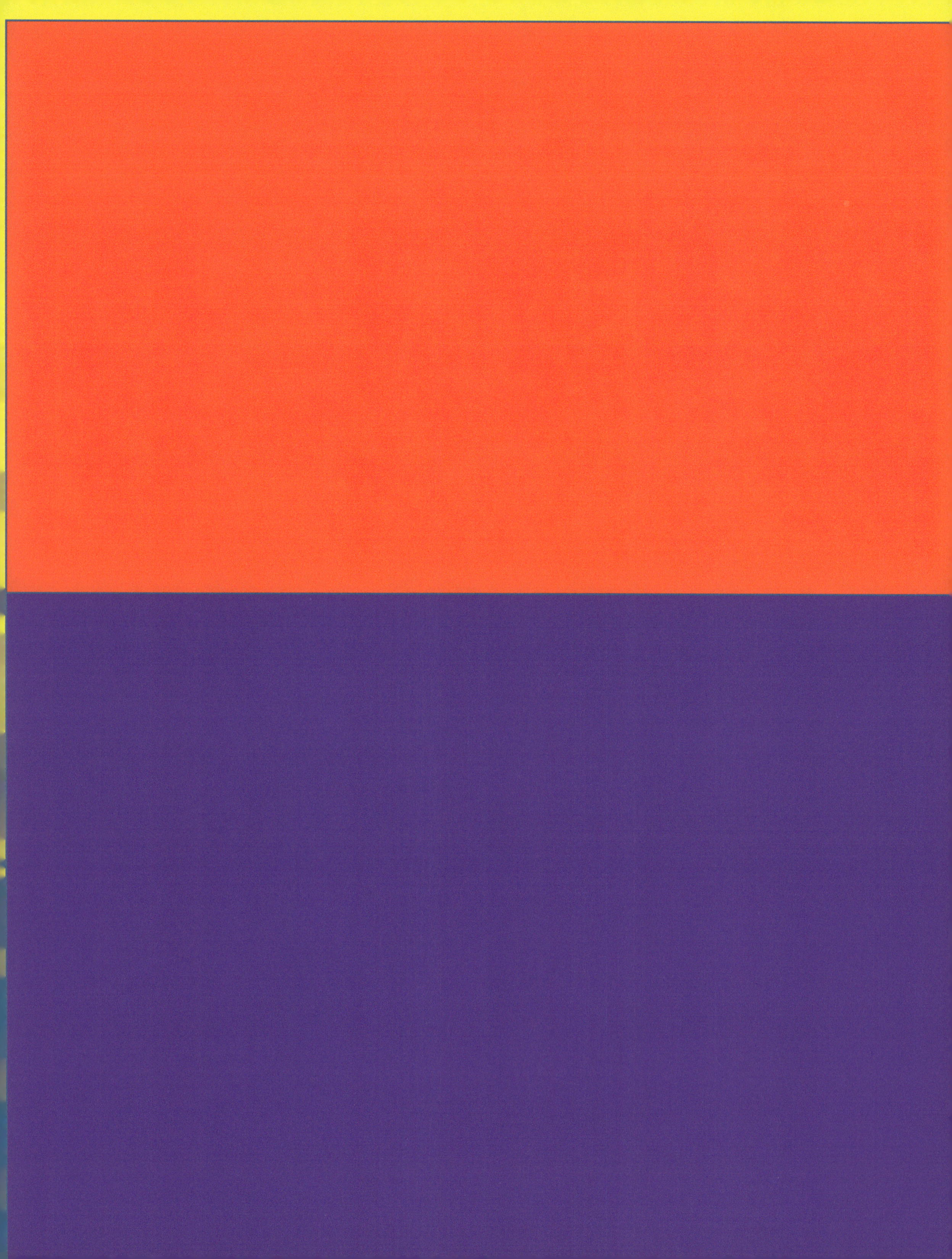

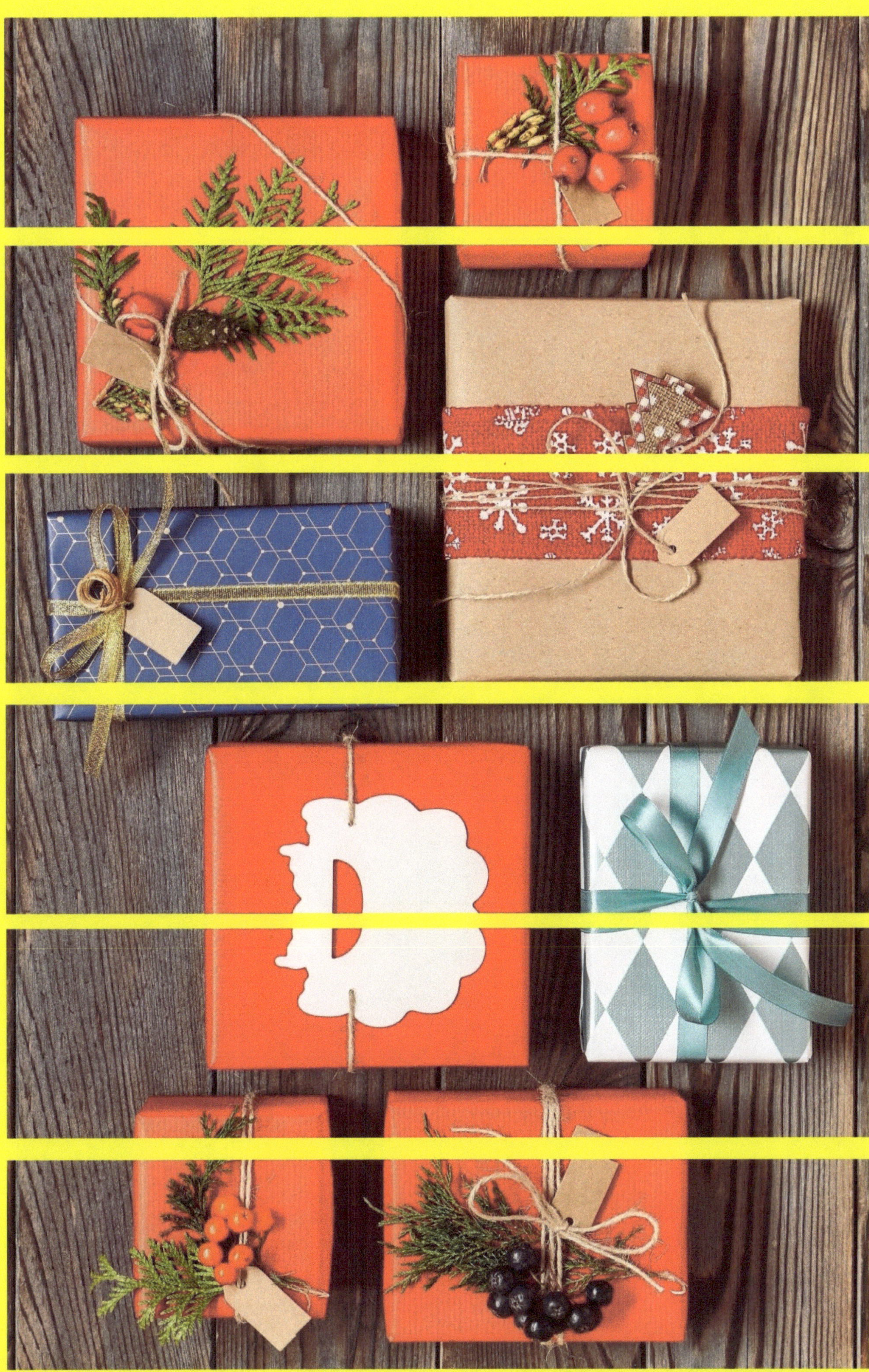

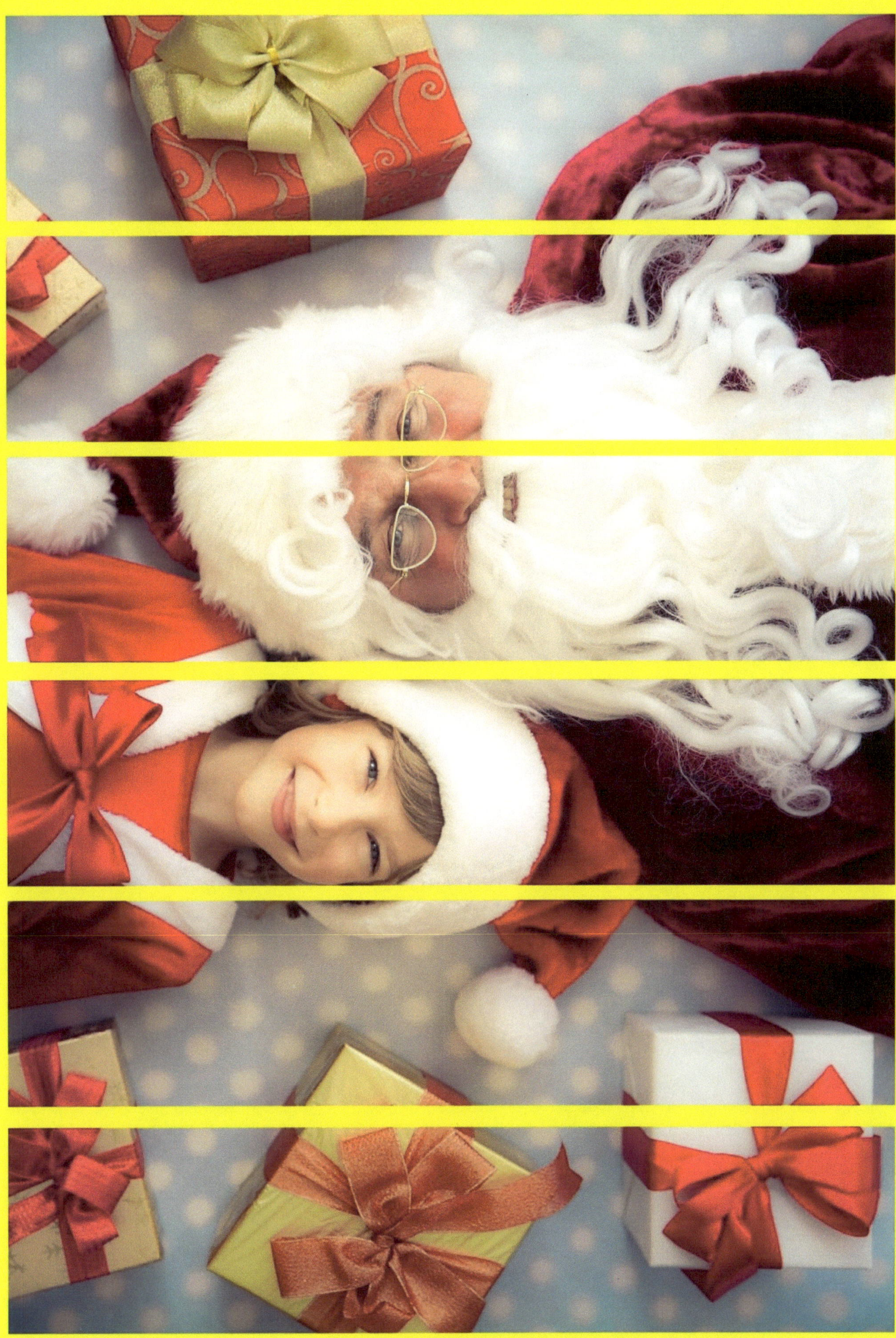

AktivierungsCoach.de

Musterbild

AktivierungsCoach.de

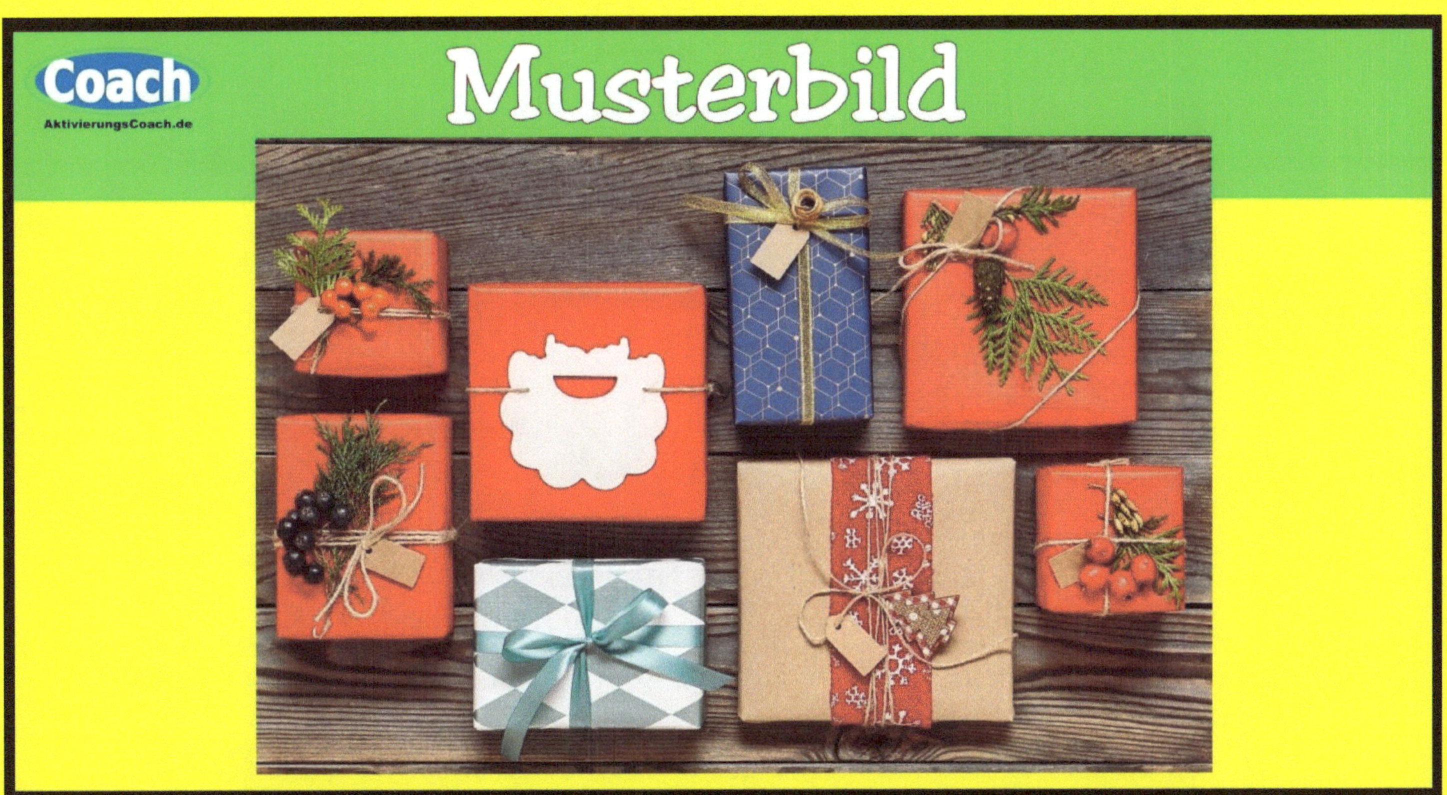

Musterbild

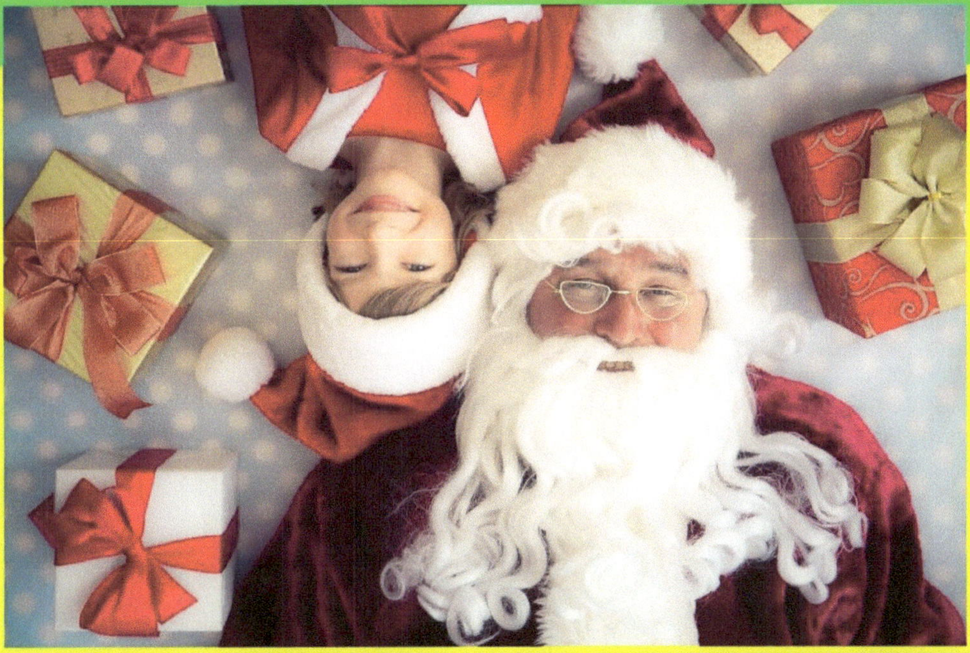

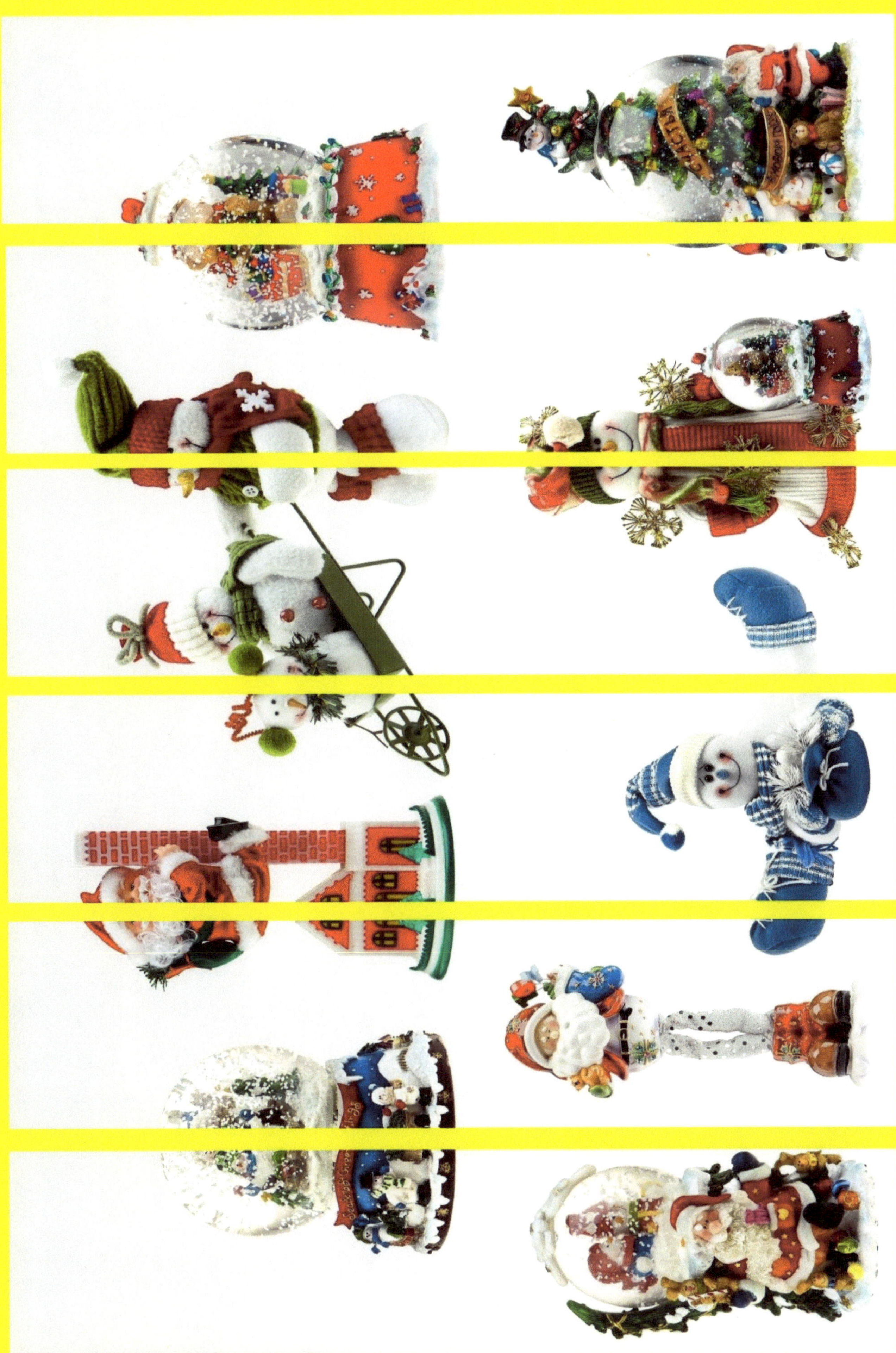

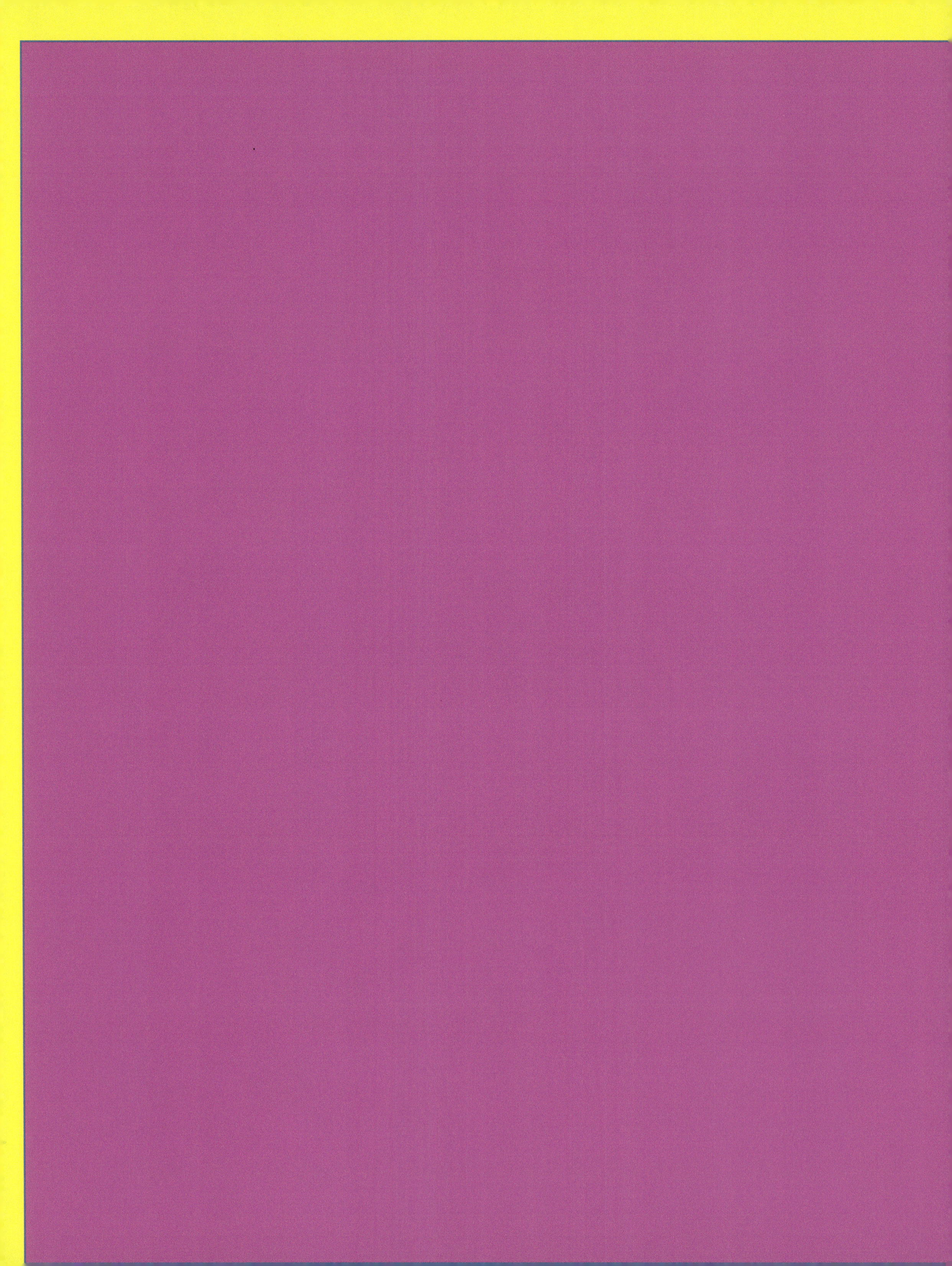

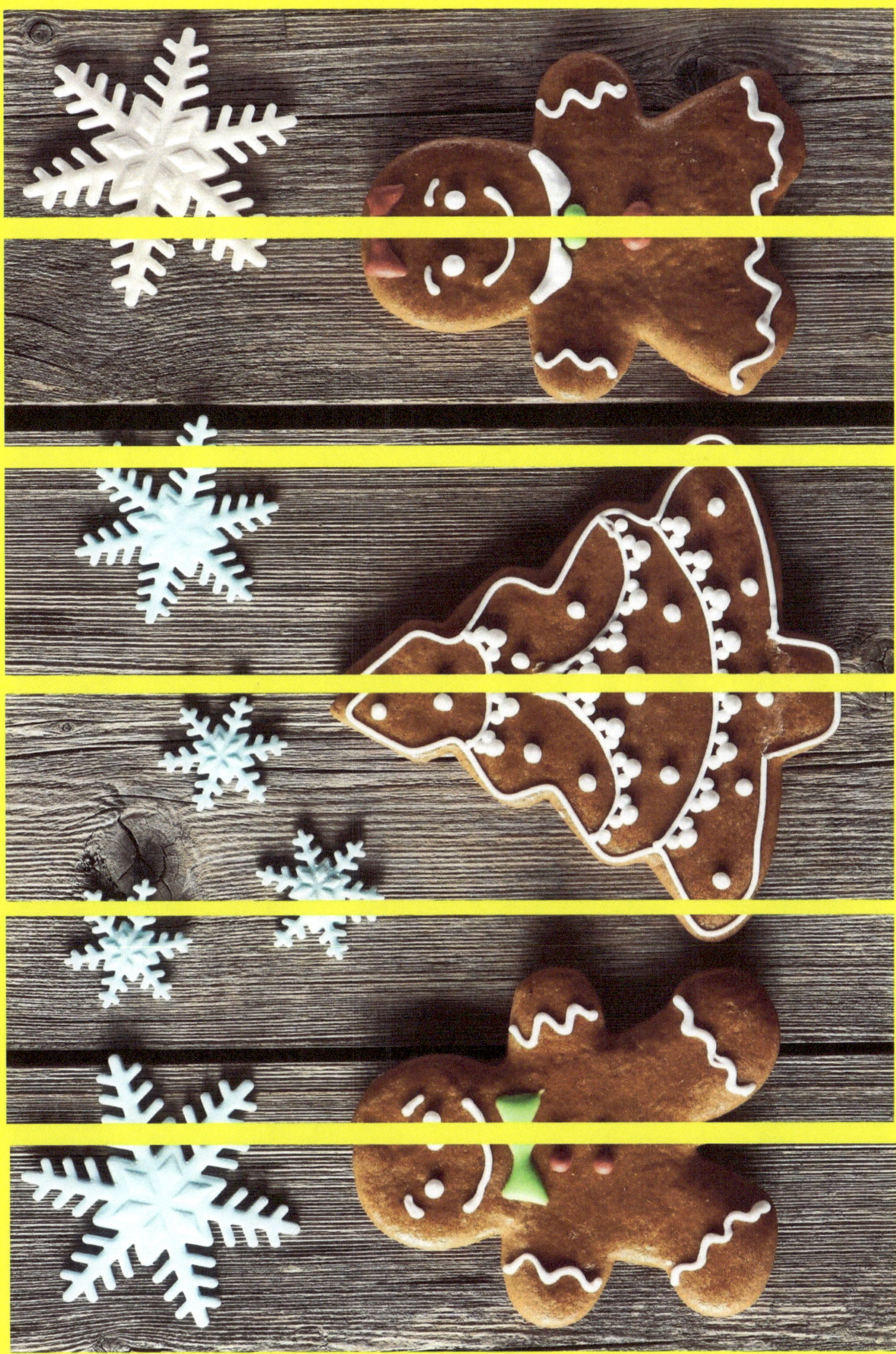

Musterbild

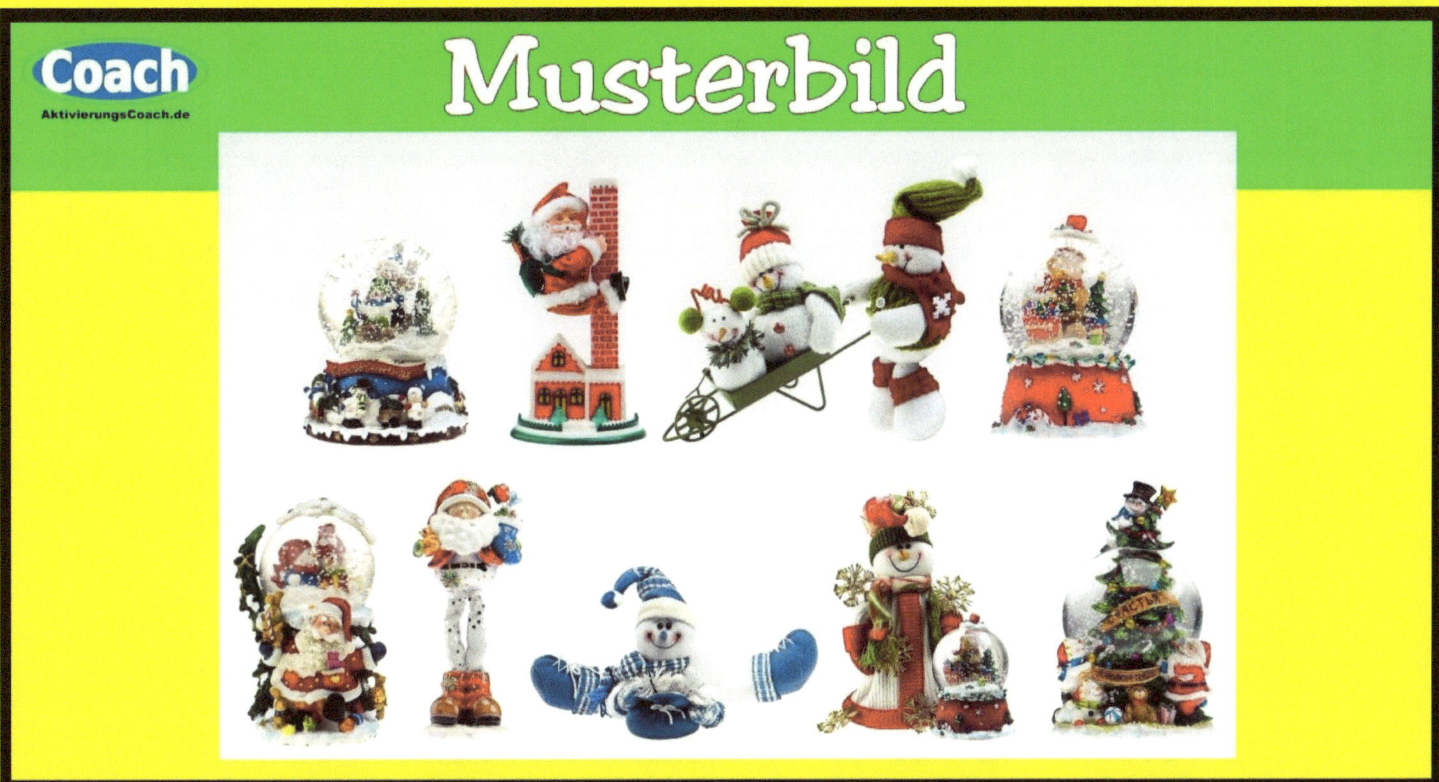

Musterbild

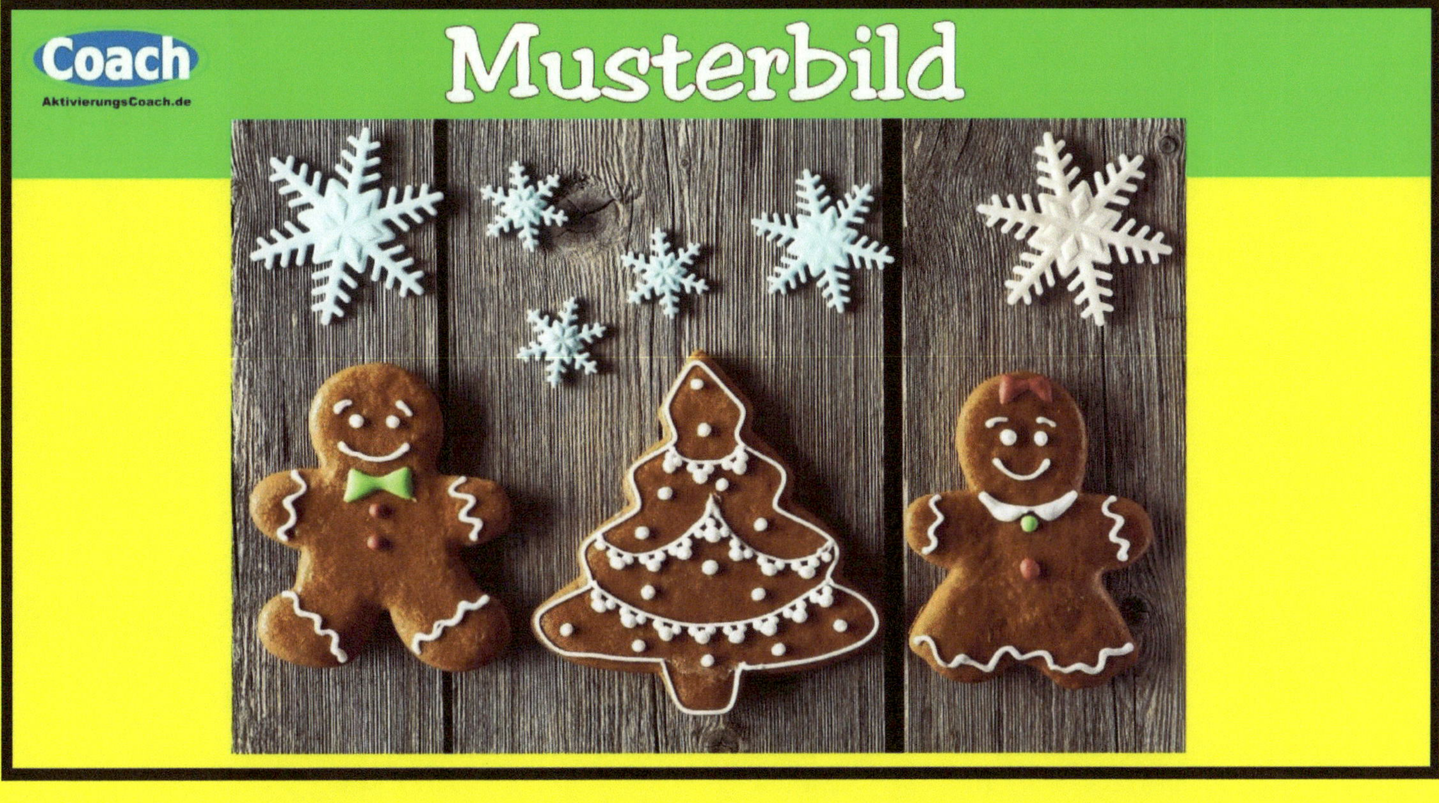

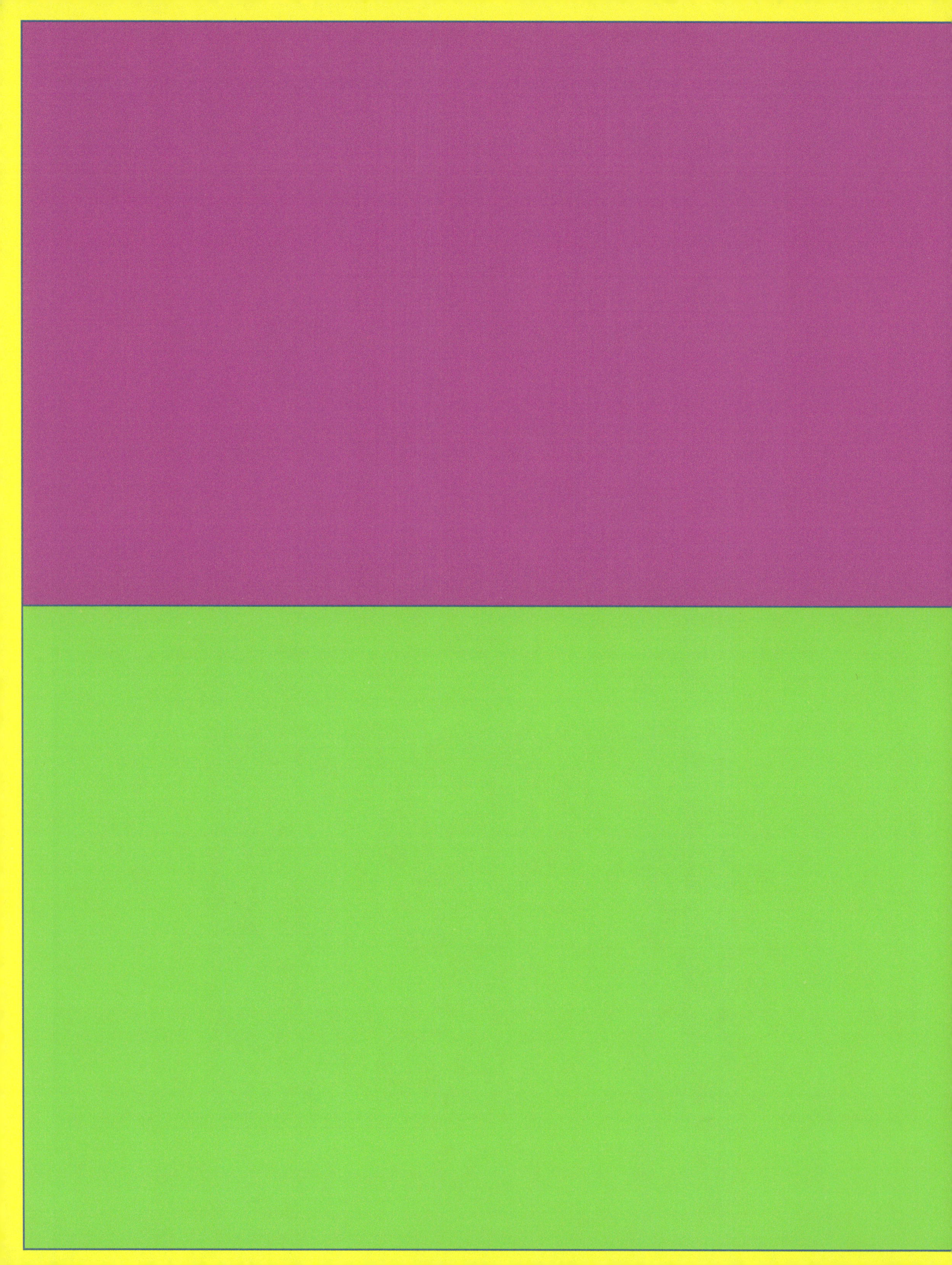

www.ingramcontent.com/pod-product-compliance
Lightning Source LLC
Chambersburg PA
CBHW040039240726
48664CB00003B/995